从零开始创造
我们的身体

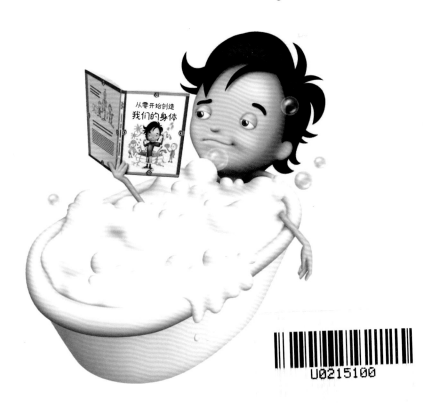

[英]斯科特·福布斯　著

燃点时光工作室　译

清华大学出版社

北京

Original title: How to Make a Human

Copyright © Weldon Owen International, LP

北京市版权局著作权合同登记号

图字：01-2024-1012

图书在版编目（CIP）数据

从零开始创造我们的身体 /（英）斯科特·福布斯著；燃点时光工作室译 .—北京：清华大学出版社 ,2024.7

书名原文：How to Make a Human

ISBN 978-7-302-66059-0

Ⅰ . ①从… Ⅱ . ①斯… ②燃… Ⅲ . ①人体－青少年读物 Ⅳ . ① R32-49

中国国家版本馆 CIP 数据核字 (2024) 第 072326 号

责任编辑：陈凌云

封面设计：张鑫洋

责任校对：袁　芳

责任印制：沈　露

出版发行：清华大学出版社

网　　　址：https://www.tup.com.cn，https://www.wqxuetang.com

地　　　址：北京清华大学学研大厦 A 座　　邮　　编：100084

社 总 机：010-83470000　　　　　　邮　　购：010-62786544

投稿与读者服务：010-62776969，c-service@tup.tsinghua.edu.cn

质量反馈：010-62772015，zhiliang@tup.tsinghua.edu.cn

印 装 者：北京联兴盛业印刷股份有限公司

经　　销：全国新华书店

开　　本：195mm×250mm　　　印　　张：4

版　　次：2024 年 9 月第 1 版　　印　　次：2024 年 9 月第 1 次印刷

定　　价：36.00 元

产品编号：099273-01

从零开始创造
我们的身体

如果有机会从零开始创造身体，应该怎么做呢？

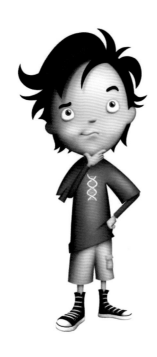

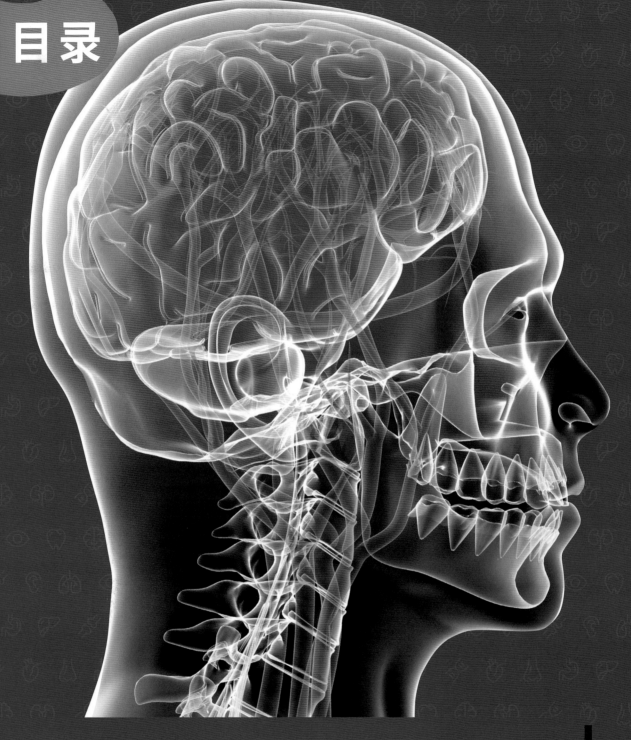

身体创造指南

序幕 你想创造人的身体吗？　0
当你把一个人的身体组装起来的时候，就能明白人体是如何工作的。

1 身体的配套零部件　2
准备好身体的配套零部件，确保其数量及样式正确无误，然后找到组装身体的说明书。

2 搭建身体框架　6
准备一根脊柱，把骨骼和脊柱连在一起，放在一个稳固的地方。

3 安装控制中心　12
把大脑和神经系统连接起来，这样你制造的身体才能感知外部世界。

4 建造动力工厂　20
没有动力，身体就无法工作。所以，要把心脏和肺连接起来，并让血液和呼吸循环起来。

5 连接燃料系统　26
身体需要一套稳定的燃料供应系统，包括咀嚼食物的牙齿、消化食物的胃和处理废物的肠道。

6 安装排水系统　32
水在人的身体内无处不在，良好的排水系统是必不可少的。所以，我们需要给身体安装管道、过滤器和排水口。

7 巩固和加强　36
用肌肉把骨骼和器官包裹起来，以提供支撑和保护，方便身体活动。

8 选择外貌特征　40
用皮肤包裹住你制造的身体，以提供额外的保护。然后，选择并设计发型和服饰，打造真正的个性化造型。

9 测试和训练　46
现在让我们看看你制造的身体能做些什么。你可以教它一些小技能，这样它很快就能自己完成所有事情了。

10 人体保养　52
为了让你制造的身体保持完美的状态，你还需要做好定期的维护和不定期的修理。

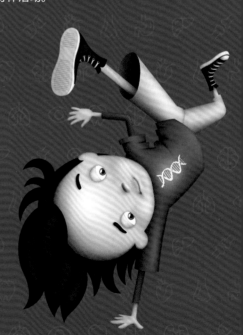

你想创造
人的身体吗？

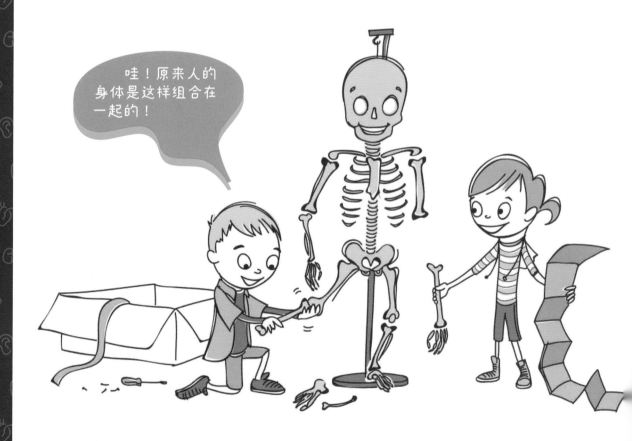

好的!

　　想要弄明白一个复杂的、技术含量很高的事物,最好的方法就是把它拆开,或者自己制造。现在假设你要从零开始制造一个人的身体,想象一下,如果你能订购到所有需要的零部件,并且快递员能将它们送上门,那么你就可以把它们组装成一个和你一样活生生的、有呼吸的、有头脑的人,这是不是很有趣? 当然,这将是一项复杂的工程,而且相当麻烦,甚至会有点儿混乱。但是,在这个过程中,你将学到很多关于人体的知识。

　　本书将为你展现整个过程,包括制造身体时需要的所有建议和说明,还能指导你完成每个阶段的工作。当你把一个人的身体组装起来的时候,就能明白人体是如何工作的,包括如何思考、观察、品尝和感受,如何呼吸、吃东西、微笑和唱歌。你会意识到,人的身体多么神奇——就像一台坚韧而高效的机器,也是有史以来已知的最智能的生命形式。是的,这其实就是你!

　　想知道你到底有多了不起吗? 那就继续阅读吧!

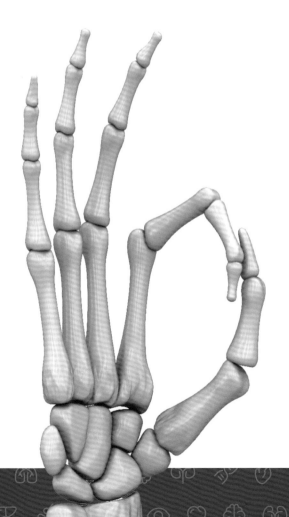

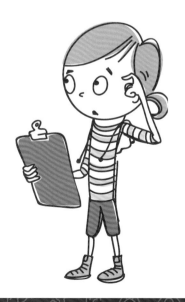

身体的配套零部件

仔细检查

在开始制造身体之前，你要确保人体所需零部件的准确和齐全。就像在一幅拼图快要完成的时候，如果发现缺少一块，那就功亏一篑了。

看看你自己

那么，制造一个人体都需要什么零部件呢？先看看你自己。很明显，你有头、胳膊、腿、手指、脚趾、眼睛、耳朵、鼻子和嘴巴。你的身体最外层是皮肤，皮肤上有不少毛发。皮肤下面是肌肉，帮助你跑步、跳跃、跳舞、滑板、举重和飞行（好吧，你能做的事情远不止这些）。身体中某些位置会有脂肪（虽然你看起来一点儿也不胖），还有很多硬硬的、凸出的部分，它们就是通过肌肉连接的骨头。

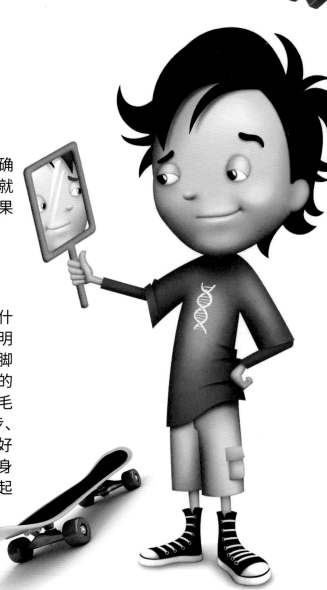

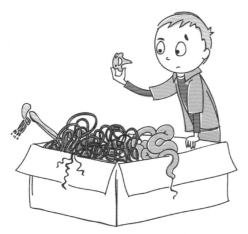

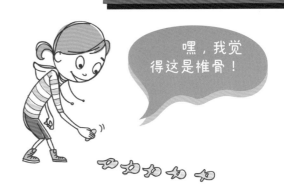

嘿，我觉得这是椎骨！

身体内部的零部件是各个器官，包括用于呼吸空气的肺、为身体泵送血液和氧气的心脏、消化食物的胃。此外，还有现在你用来阅读和理解这些文字的大脑。哇，人的身体真是一个神奇的口袋！

从小处开始

所有这些零部件都源自一个单细胞，虽然听起来很奇怪，但这却是事实。这个单细胞的个头非常小，比字母"i"上的点还要小。它能够将自己一分为二，这个过程称为有丝分裂。然后，这2个细胞再进行自我分裂，产生的4个细胞每个再继续一分为二，变成8个细胞。以此类推，直到产生成千上万个细胞。所有这一切在你出生前就开始了，从那时起，细胞分裂就从未停止。你一直在成长，现在，你的身体里至少有75万亿个细胞——7500万个100万，

细胞

也就是75000000000000个。真是太棒了！

细胞工厂

每个细胞中都包含一系列物质，比如氧、碳、氢、氮和钙，这些物质主要来自你吃的食物。细胞将这些物质转化为身体所需的化学物质。

大多数细胞的中心是控制细胞运作的细胞核。在它周围是果冻状的细胞质，细胞质中又包含着各种细胞器。每个细胞器都有特定的功能——收集营养物质、将其转化为能量、排出废物等。这样看来，每一个细胞就像你身体的缩影。

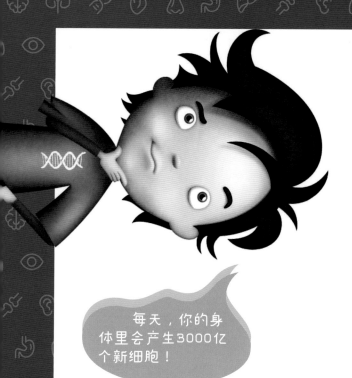

细胞，你会发现它们的模样大不相同。例如，神经细胞的某些部位像触手一样，能将它们与其他神经细胞连接起来；肌肉细胞是长而有弹性的；脂肪细胞则是圆而肥大的。

细胞寿命

皮肤细胞

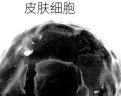

不同类型的细胞往往有不同的寿命。例如，皮肤细胞每天都在分裂，制造出新的细胞。这是好事，否则随着每天的磨损，你的皮肤可能很快就千疮百孔了。另外，大部分脑细胞的寿命和你的寿命一样长，这也很幸运，因为它们能够帮助你记住：你是谁，你做过什么，你读完这本书之后打算做什么。

> 每天，你的身体里会产生3000亿个新细胞！

团队合作

细胞会发育成不同的类型。同一类型的细胞大量聚集在一起，形成所谓的组织。这些组织再结合起来，形成肌肉、器官和人体的其他部位。

要想制造一个功能完备的人体，你需要大约200种不同类型的细胞，包括血液细胞、肌肉细胞、脂肪细胞、神经细胞、皮肤细胞等。通过显微镜观察这些

神经细胞

人类的身份

每个人的DNA都略有不同。现在，科学家们可以将皮肤碎片和唾液斑点与其主人相匹配。它们是十分微小的DNA痕迹。

操作指南

　　细胞中含有组装身体的指令，这些指令叫作基因。它们以一种化学物质的形式储存在细胞核内，这种化学物质叫作脱氧核糖核酸。如果记不住它的名字，你可以直接叫它DNA。

　　DNA是一个长链状的分子，它把自己包裹成一个微小的线状结构，这个结构就是染色体——一本微型的指令手册。每一个人体细胞都有46条染色体，其中23条来自妈妈的染色体副本，剩余23条来自爸爸的染色体副本。其他生物则有不同数量的染色体，但拥有更多的染色体数量并不代表更聪明。猫可能只有38条染色体，狗却有78条染色体。令人印象更为深刻的是金鱼，它有多达94条染色体。

DNA链

自己动手？

　　染色体为人体的每个部分提供指令，从身体形状到头发颜色，每一个细节都由染色体决定。不同的指令加起来约有23000条。如果把它们打印出来，将会超过300万页纸，能够填满你的整个房子。光是阅读这些指令，就会花费你一生的大部分时间。幸好，你已经拥有了这些指令！

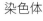

染色体

46条染色体

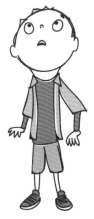

78条染色体

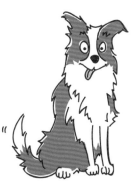

94条染色体

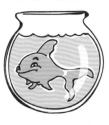

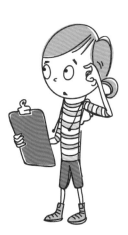

2

搭建身体框架

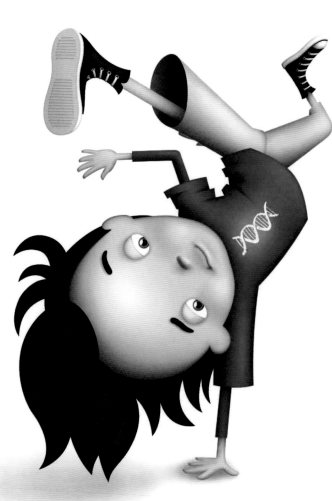

搭建骨架

　　像其他大型结构一样，人体也需要一个超级坚固的框架，所以你首先要做的是搭建骨架。

　　捡起一根长骨头，它看起来非常坚硬，对不对？但它并没有你想象得那么重，因为骨头的内部并不完全是实心的。它的外层是又厚又硬的骨密质，是人体中硬度仅次于牙釉质的物质。长骨头的两端是由很多小孔组成的轻质蜂窝状结构，被称为骨松质；中心则是一个狭长的空腔。

　　虽然我们通常认为骨头是没有生命的，但功能正常的骨松质内充满了血管。骨头的空腔内有一种软软的、黏糊糊的物质，那是骨髓。这些骨髓每秒能够制造200多万个血细胞。

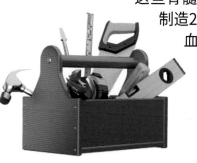

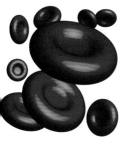

血细胞

提供支撑

首先组装的是身体中的核心支撑部位——脊柱。成年人的脊柱由26块形状怪异的椎骨组成，这些椎骨一块一块地叠在一起，形成一根长长的、弯曲的"柱子"。这种排列方式看起来有点儿不稳定，但它却足以支撑你沉重的脑袋。脊柱非常灵活，能帮助你向各个方向转动和弯曲身体，还能帮助你完成一些超级酷的舞蹈动作。

尾部和顶部

从尾部开始安装。什么，你不知道你原本有一条尾巴吗？是的，你有一条尾巴。它叫尾骨，是一块小骨头，位于脊柱的最底端。在几百万年前，人类祖先有一条长长的尾巴，而现在这块小尾骨就是长尾巴退化后的产物。

尾骨位于骶骨的下方，骶骨是一块大大的三角形骨头。在骶骨的上方，你需要叠加5块腰椎骨，它们支撑着你身体的大部分重量。在腰椎骨上方，继续叠加12块胸椎骨，并将它们与肋骨连在一起。肋骨一共有12对，它们共同向前弯曲，形成胸

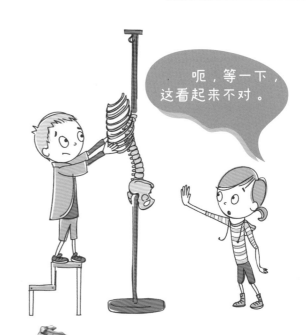

呃，等一下，这看起来不对。

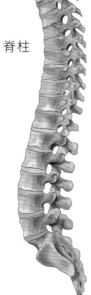

脊柱

尾骨

腔，保护身体中最重要的器官。一定要确保胸腔面向正前方！

在胸椎上方，再放置7块小的椎骨，即颈椎骨。它们能让你的颈部灵活转动。明白了吗？如果明白了，就动一动你的颈椎骨，然后点头示意吧！

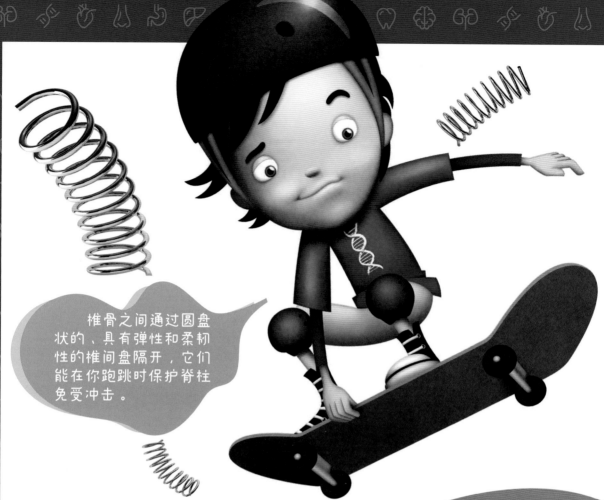

椎骨之间通过圆盘状的、具有弹性和柔韧性的椎间盘隔开，它们能在你跑跳时保护脊柱免受冲击。

髋

在骶骨的两侧有2块大而平的髋骨，骶骨与髋骨相连，一起构成了骨盆。骨盆可以将上半身的重量沿着脊柱转移到脚部。

现在，从你的工具箱中找出两根最长的骨头——大腿骨，也叫股骨。股骨顶部的球状部分能插入髋底部的圆窝中，形成球窝关节。球窝关节能使大腿往大多数方向

骨盆

关节

你的身体大约有400个关节，就是骨头互相连接的地方。有些关节几乎不能活动，有些却非常灵活。如，脖子上的枢轴关节能使骨头转；像膝盖这样的屈成关节，只能骨头向一个方向摆动；像髋这样的窝关节，能让骨头的活动范围达到大。大多数关节都是由一种叫作韧的弹性组织束进行加强和保护的。

自由活动。如果你的肌肉足够灵活，它甚至能让你做出劈叉动作。你想试一试吗？

稳步前进

腿骨由上下两个部分组成，上部是一对股骨，下部是由胫骨和腓骨组成的两对长骨。腿骨的这两个部分由身体中最大的关节——膝关节连接。膝关节前面有一块小的膝盖骨，叫作髌骨，它能够保护膝关节。可能你已经注意到，膝关节只能朝一个方向弯曲，并且在身体直立时会被"锁住"。如果此时朝其他方向弯曲膝关节，我们的身体就会摇摇晃晃，要耗费更多的力气才能保持直立！

灵活的脚部

到目前为止，一切还比较简单，不觉得吗？但现在，更复杂的工作来了，因为每只脚上都至少有26块骨头！

脚后部由包括踝骨和跟骨在内的7块跗骨组成。跗骨通过跖骨与5个脚趾连接，跖骨是5块长而细的骨头。5个脚趾共有14块独立的骨头（称为趾骨），每个大脚趾有2块趾骨，其他脚趾各有3块趾骨。组装这些骨头可真费劲啊！

坚实的基础

你可能会说，组装一只脚真的这么复杂吗？当然，这些小骨头看起来很普通，但能帮助我们做一些日常的小动作，让我们保持平衡。因此，你必须花点心思把这项工作做好。当你完成后，你可能累得只想把脚抬起来放松一下。

手上和脚上的骨头数量占到人体骨头总数的一半以上。

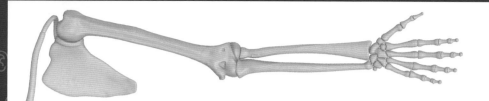

手臂

组装好腿部之后，组装手臂就是轻而易举的事情了。毕竟，这两组肢体有很多共同之处。你拿到的那块宽而扁平的骨头是肩胛骨，它位于背部上方，通过锁骨与胸腔相连；还有一对球窝关节，连接手臂和肩胛骨。手臂也分为上下两个部分：上臂是长的骨骼——肱骨，下臂由桡骨和尺骨组成，两部分由肘关节连接。与膝关节一样，肘关节也是一个屈戍关节。

双手合十

安装手臂很容易吧？但是，到了要组装手部的时候，你猜怎么着？是的，组装手部和组装脚部一样复杂。手有很多小骨头，每只手是27块。先从手腕开始吧！你可能认为手腕只是一块骨头，但你错了，它是由8块小骨头组成的，这些小骨头统称腕骨。接下来，将5根细长的骨头（即掌骨）与腕骨和手指连接起来。每个拇指有2块指骨，其他手指各有3块指骨。

这是一项很难的工作，对吧？那是当然。但也恰恰是这样复杂的结构，才使你的双手如此灵活，并且能在棘手的身体创造工作中表现得如此出色。

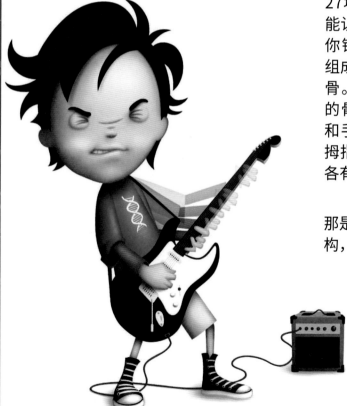

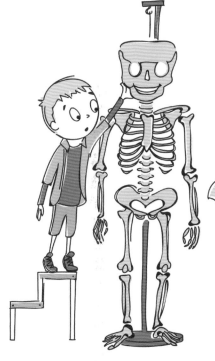

骨架已经搭建完成。如果你一直计数，就会知道人体总共有206块骨头。当你还是婴儿时，你大约有270块骨头，但随着你的成长，有一些骨头会融合起来。

那么这个呢？

抬起头来

制作手和脚已经为你组装头骨做了充分的准备。每个人的头部有28块头骨，它们的形状和大小各异，必须要像拼拼图一样将它们组

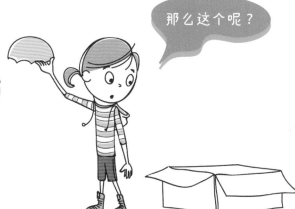

装起来。先从构成面部的14块骨头开始吧！这其中包括头骨中唯一能活动的下颌骨。幸亏它能活动，否则我们吃东西和说话就会有大麻烦。

然后，组装6块听小骨（每只耳朵3块）和8块头盖骨（位于头部最上方），密封头骨，将它放在脊椎骨的顶部。哦，等一下，在这之前，我们需要往头骨里放入一些重要的东西——人体中最重要的东西……

有趣吗——不！

肘部有尺神经。如果你曾经重重地撞到过它，就会知道，那种感觉像触电一样麻麻的，所以尺神经俗称麻筋。这里是肘部神经最敏感的部位，它不是一根骨头，而是一种神经。尺神经位于肘关节内侧的尺神经沟内。

安装控制中心

思考一下

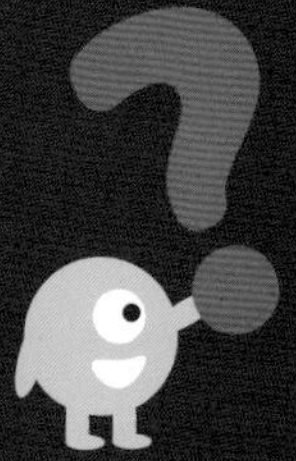

如果没有大脑，人类就无法运动、思考或理解这个世界。所以你需要安装的第一个器官就是大脑。现在，请把它放在头骨里，再把它和身体的其他部位连接起来。

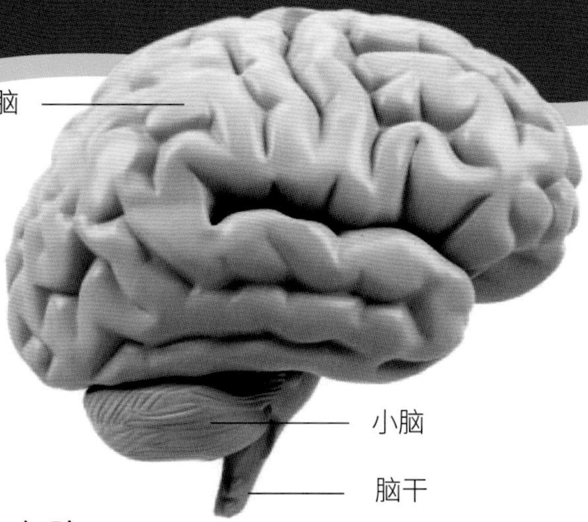

大脑 ———

小脑

脑干

大脑

大脑是一大团皱巴巴的灰色胶状物，看起来并不活跃。但它可以储存很多信息，运转速度比任何计算机都快。看到了吗？大脑有三个主要部分：位于上方的是大脑，位于大脑下方用来保持身体平衡的是小脑，小脑的旁边是脑干。

大脑外部的褶皱部分是大脑皮层。你会注意到，大脑被一条深沟分为两个半球——我们称之为左脑和右脑。左脑负责控制并接收来自身体右侧的信息；右脑负责控制并接收来自身体左侧的信息。

每个大脑半球的不同区域负责控制身体某些特定能力，如说话、计算、语言、识别人脸等。大脑皮层后部的一个区域负责处理视觉信息，而前面隆起的区域负责帮助我们进行思考和决策。

一束神经

大脑与身体的其他部位通过脊髓联系，脊髓是一束神经。我们需要将这束神经连接到脑干，再从脊柱的内部穿过，然后向下延伸。大脑和脊髓共同构成了中枢神经系统。

神经元

每根神经都有几个长细胞，它们被称为神经元，以电脉冲的形式传递信息。人体有两种主要的神经：一种是感觉神经，负责向大脑传递有关外部世界的信息，包括热和疼痛等感觉；另一种是运动神经，负责传递来自大脑的信息，告诉你的身体要做什么。大脑每秒都会接收和发出成千上万条信息。

接下来，你需要连接数百根较细的"电缆"，它们就是沿着脊柱向下延伸的那束神经。现在，你需要把它们与身体的其他部位连接起来。一个人身体内的神经大约有70千米长，所以完成这项工作可能需要花费很多时间。

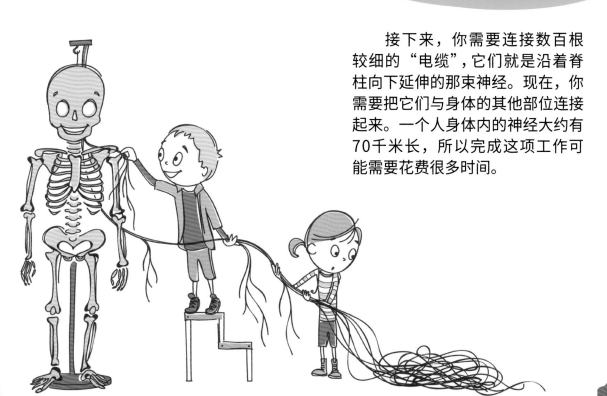

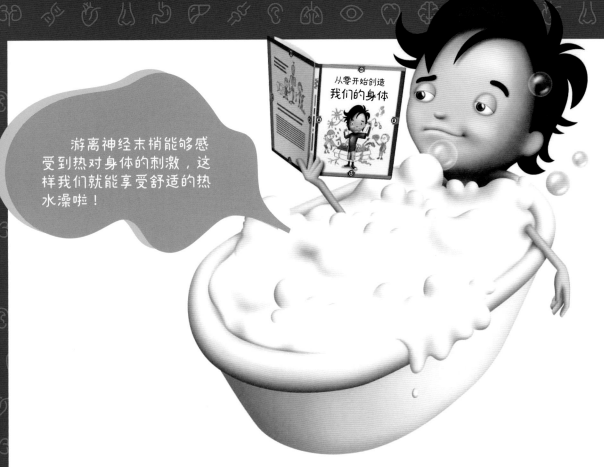

游离神经末梢能够感受到热对身体的刺激，这样我们就能享受舒适的热水澡啦！

建立联系

这些神经最终要与皮肤连在一起。皮肤表层有几种不同的神经末梢，有些被称为感受器，负责感知、记录压力和拉伸；其他的被称为游离神经末梢，能感知冷热和疼痛。

一定要把神经与身体的各个部位之间连通，尤其是眼睛、嘴巴和手指。因为通过它们，你可以更好地了解外部世界的信息。例如，手指可以感受到最柔软的触碰和不同材质间的微小差异。

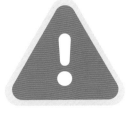

预警

神经会如闪电般快速传递来自身体各部位的信息，速度可达每秒100米或每小时360千米。例如，当你触摸到一个滚烫的炉子——啊！在你意识到发生什么之前，就会迅速地缩回手并跳起来。这样的反应叫作反射。

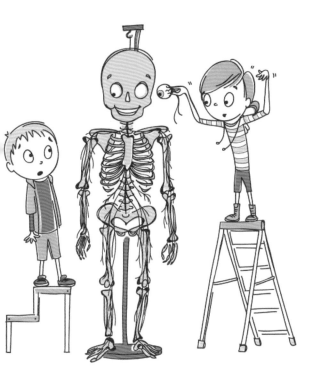

眼睛

　　好了，接下来要安装的是眼睛。没错，它们是圆形的，并且非常有弹性，不过请不要拍打它们。请把它们放进头骨前方的眼窝，也就是眼眶中。6条肌肉带将眼球固定在眼窝里，并使眼睛转动。视神经会将眼睛与大脑连接起来。

　　在眼球的正前方，彩色的虹膜围绕着黑色的瞳孔，它们被透明的角膜薄层所覆盖，再往里是晶状体。眼球靠后的位置是一个高度敏感区域，称为视网膜。

快看！

　　当你看东西时，光线会通过瞳孔进入眼睛。晶状体将光线聚焦到视网膜上，视网膜将其转化为信号，这个信号会沿着视神经飞快地传输到大脑。然后，大脑将来自两只眼睛的信息进行比较，形成动态的立体图像。

近视与远视

　　如果你的晶状体太厚，眼球过长，穿过晶状体的光线就会在视网膜的前面聚焦，造成近视。近视的你看远处的东西会比较模糊。如果你的晶状体太薄，眼球过短，光线就会在视网膜的后面聚焦，造成远视。远视的你阅读这本书可能会有些困难。无论近视还是远视，你都需要佩戴眼镜。

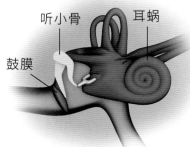

听!

你的耳朵（头两侧的片状物）是由简单的软骨和褶皱的皮肤组成的，能够将声音传到头骨内部（稍后你会安装它们）。听觉工作由一簇神经、三块身体中最小的骨头和一面"鼓"负责，这项复杂的工作在头骨内完成。

"击鼓"

是的，是一面"鼓"。声音以声波的形式在空气中传播，沿着耳孔和耳道传播，最终会撞击到一层薄薄的皮肤——鼓膜。鼓膜的另一侧是内耳，内耳中有三块小骨头，即听

内耳

听小骨　　耳蜗

鼓膜

小骨。人们按照它们的形状将这三块骨头命名为锤骨（像铁锤）、砧骨（像砧板）和镫骨（像马镫）。你一定要记得把它们安装到耳朵里，因为它们至关重要。

声波使鼓膜振动，进而使听小骨振动。它们的振动在内耳中产生压力波，被盘状的耳蜗神经感知。耳蜗将这些压力波转换为神经信息，然后被大脑识别为声音。哦不，怎么又是那首歌！

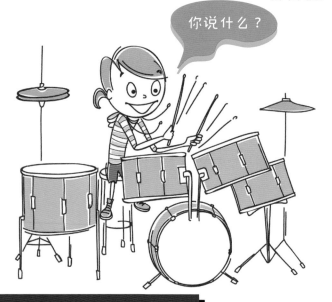

你说什么？

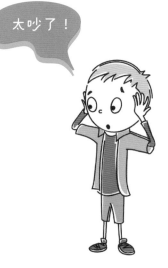

太吵了！

你的狗狗不仅染色体比你多，听力也比你好。狗能感知到高频率的声音，而我们却听不到。

转圈圈

让自己快速地旋转起来，转一次，再转一次。你感到头晕了吗？静站一分钟。还头晕吗？当你旋转时，内耳半规管内的液体也开始旋转。就是这种液体的旋转让你感到头晕。即使在你停下来之后，液体也会继续转动。因此，要过一段时间，你头晕的感觉才会消失。

耳压变化！

如果鼓膜两侧的气压不平衡，那么你听到的声音可能会模糊不清。不过，连通内耳、喉咙与鼻子的管道——咽鼓管，可以控制空气的进出。因此，通过吞咽、打哈欠或擤鼻涕等动作，你往往可以解决耳压问题。

站直了吗？

内耳液体的运动还能告诉大脑你是直立的、倾斜的还是倒立的。作为回应，大脑会让你调整身体、保持平衡，或者告诉你马上把脚放回地面。

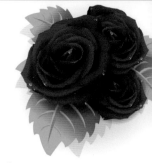

味觉

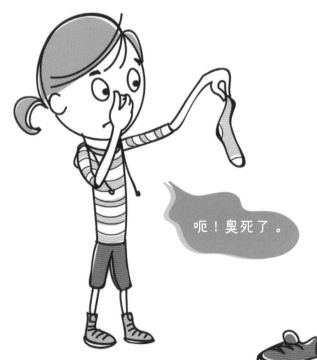

别忘了把鼻和嘴的神经也连上，否则你制造的身体将无法享受食物的美味。人体主要的嗅觉传感器叫嗅球，位于鼻子内部，一直延伸至大脑的下半部分。而味觉传感器就是味觉神经，排列在口腔、喉咙和舌头周围。

好闻还是难闻？

当你吸气时，鼻子会从空气中吸入气味分子。这些气味分子会在鼻子顶部的黏液中溶解，激活嗅觉细胞，通过嗅觉神经向大脑发送信息。这样你就能判断出它是好闻的还是难闻的。

味细胞排列在人体的舌头、口腔和喉咙上，并将信息传递给味觉神经。它们可以识别各种各样的味道，主要包括酸、甜、苦、辣和咸五大类。你喜欢哪一种呢？

呃！臭死了。

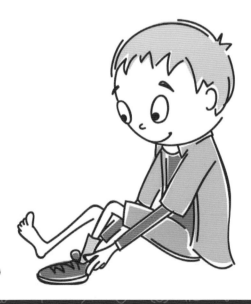

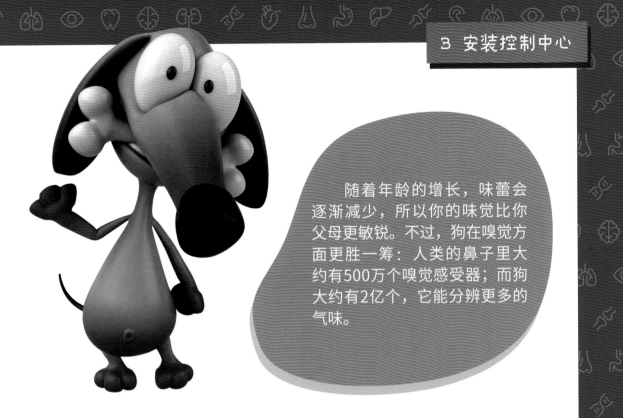

随着年龄的增长，味蕾会逐渐减少，所以你的味觉比你父母更敏锐。不过，狗在嗅觉方面更胜一筹：人类的鼻子里大约有500万个嗅觉感受器；而狗大约有2亿个，它能分辨更多的气味。

好搭档

嗅觉和味觉共同工作，是一对好搭档。它们提醒你注意一些可能有害的东西，比如已经变质的食物。我们通常认为味觉更重要，但实际上，我们品尝到的很多东西的味道都是闻到的。如果你不相信，可以试着在吃喜欢的食物时捏住鼻子，此时味道就不那么好了，是吗？

持续观察

身体的其他部位也在帮助大脑监测生命过程，并对外部世界做出反应。身体中有些叫作腺体的小器官可以分泌激素。激素是一种化学物质，

能帮助你的身体保持内部环境的平衡。其中有些激素的分泌是由感官刺激触发的，例如，当有人骑着滑板，完全失控地向你冲过来时，你腹部的肾上腺就能分泌一种叫作肾上腺素的激素，给你带来能量，帮助你逃离危险。再如，当夜幕降临时，大脑中的松果体会分泌一种叫作褪黑素的激素，让你感到困倦，渐渐进入梦乡。

当你把所有的神经都连接好后，你可能想睡觉了。那么，现在请放松，深呼吸……

4

建造动力工厂

氧气供应

为了让身体保持正常运作，细胞、大脑和身体的其他部位都需要稳定的氧气供应。那么，你该如何获得氧气呢？是的，通过呼吸周围富含氧气的空气。因此，下一步是为你制造的身体安装两个肺来吸入空气，然后放置心脏和血管，将氧气泵送到全身。

你知道吗？如果把身体里的所有血管都拉直，再连接到一起，它们的长度将达到10万千米，这比绕地球两圈的距离还要长！

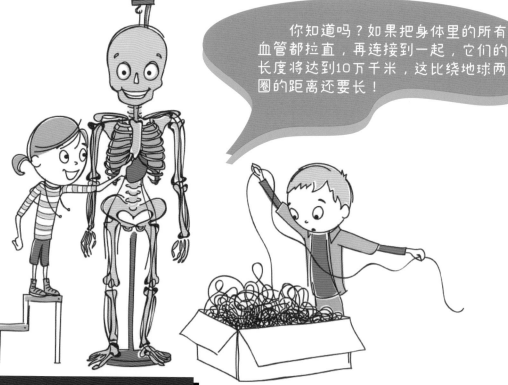

气囊

小心地拿起肺。它们非常柔软，就像潮湿的海绵一样。首先将它们连接到弯曲的、有螺纹的气管上——气管看起来有点像洗衣机后面的排水管。然后将肺和气管轻轻地放入胸腔中，让气管的另一端到达喉咙的位置。别着急，慢慢来！

一定要把肺放对方向：右边的肺比较大，有3个肺叶；左边的肺比较小，只有2个肺叶。肺的下方是一块宽大的肌肉——膈肌，能帮我们确定肺的位置。

安装心脏

在较小的左肺旁边有一个小空间，请将心脏安装到这里。这个椭圆形的器官比你的拳头大一点。接下来，把心脏连接到主要的血管上——较粗的是动脉，稍细的是静脉。动脉和静脉连接着更细的小动脉和小静脉，这些血管又与一种叫作毛细血管的微小血管相连。这就像一个公路网，包括高速公路、主干道和小路。

有些毛细血管比头发还要细，而且数量众多。有多少呢？哦，大约3亿条。所以，你要确保有足够的时间来完成这项工作！

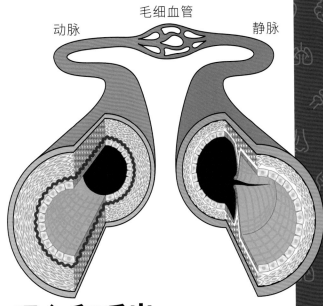

动脉　　　　毛细血管　　　　静脉

吸入和呼出……

当你吸气时（现在就试一下），大脑指挥你的胸部肌肉运动起来，将肋骨向上提、向外拉，而你的膈肌则会下沉。这样肺部就会扩张，并从身体外部吸入空气。当你呼气时，胸部肌肉会让肋骨下沉，膈肌向上移动，将空气推出去。就这样一吸一呼……一进一出……一吸一呼……

生命之树

空气通过两条支气管进入肺部。在左右两个肺中，支气管分别连接较小的支气管，这些小支气管又分成更窄的气管，称为细支气管。这有点像一棵倒立的树，由成百上千根树枝和数千根细枝组成。因此，肺也被称为"呼吸树"。

悬挂在细支气管末端的是一簇簇小囊泡——就像微型的葡萄串，这些囊泡叫作肺泡。当空气到达肺泡时，空气中的氧气会进入周围的血管，并被输送到身体的各个部位。

肺部有超过3亿个肺泡和2400千米的气管——相当于从巴黎到莫斯科的距离。

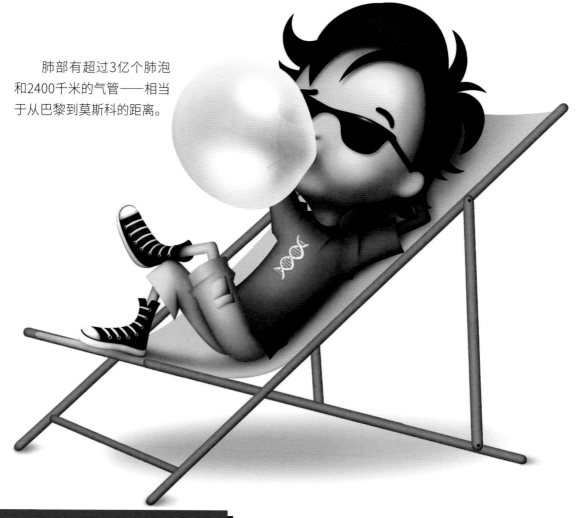

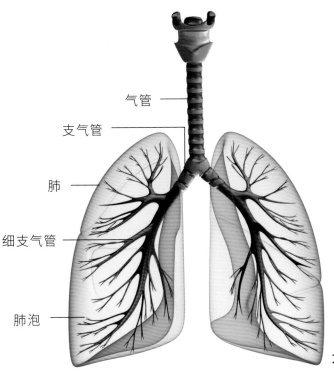

气管

支气管

肺

细支气管

肺泡

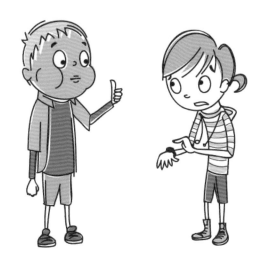

与此同时，血液中的废气（主要是二氧化碳）从血管返回到肺泡，然后沿着"呼吸树"回到肺部，并由肺部排出体外。

快点，再快点！

现在，也许你很放松，呼吸也很平稳，每分钟大约呼吸15次。但是，一旦你放下这本书，回到安装骨头和连接器官的工作中，或者做其他运动，你的肌肉就必须更加努力地工作。此时你需要更多的氧气，呼吸也会加快。不过你不需要考虑这个问题，因为大脑会像大多数时候一样处理好这一切。

即使你决定停止呼吸，大脑也不会同意。你可以试着屏住呼吸一两分钟，很快大脑就会制止你，迫使你再次呼吸。

泵！

你的心脏是一台强大的泵，它能让血液在身体内部持续流动。现在，请你找一个安静的地方，躺下来，把手放在胸前。你能感觉到心脏的跳动吗？对，那你还活着。

心脏的左侧将富含氧气的血液从肺部输送到身体的其他部位，而心脏的右侧则将缺乏氧气的血液从身体的各个部位压回肺部。心脏每侧都有一个叫作心房的上腔和一个叫作心室的下腔。

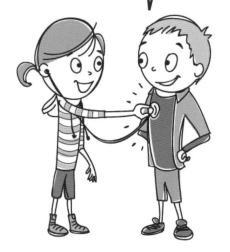

养物质和血液细胞。红细胞让血液有了颜色，并能输送氧气、清除废气。

白细胞的数量比红细胞少得多，大约是红细胞数量的七百分之一，但它们非常重要。因为它们能杀死那些可能引发疾病的有害细菌和病毒。血液中还含有一种名叫血小板的细胞碎片，能在伤口处聚集，形成凝块，阻止出血，帮助伤口愈合。

跟上节奏

血液进入心房后，心脏瓣膜打开，让血液流入心室。当一组心脏瓣膜关闭后，心肌会将血液从另一组瓣膜处挤出，再压入动脉。心脏瓣膜打开和关闭的声音就是你的心跳声。

当缺乏氧气的血液流回肺部时，富含氧气的血液通过动脉到达毛细血管。这些毛细血管非常薄，氧气可以轻易地渗透到周围的组织中。缺乏氧气的血液会流入静脉，然后返回心脏。

随血液而动

除了氧气之外，血液还携带着大量对身体非常重要的物质。在人体的血液中，有一半以上是血浆，它是透明的水性物质，能够运送重要的营

呼叫后援

淋巴系统也能帮助对抗疾病。淋巴细胞是白细胞的一种，它在人

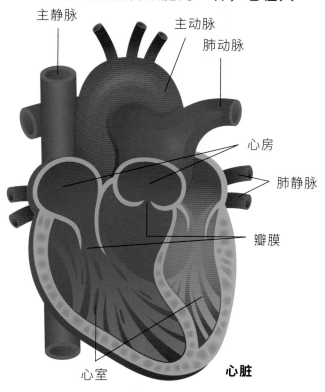

主静脉　主动脉　肺动脉　心房　肺静脉　瓣膜　心室　**心脏**

在一个健康的身体里，白细胞负责杀死有害的细菌和病毒，这是一项非常重要的工作。

体内巡逻。淋巴系统由很多管道组成，负责排出组织中多余的液体。在人体左侧肋骨的下方，有一个叫作脾脏的小器官。它是淋巴系统的一部分，能够制造白细胞，用于对抗病菌。

淋巴结像珠子一样沿着淋巴管排列，可以过滤掉细菌和其他有害物质。当你受到某种感染时，它们通常会肿胀起来，这种情况通常被称为"淋巴结肿大"。

什么？接下来要安装另一套燃料系统？恐怕是的。安装后，你就真的需要加油了。

连接燃料系统

能量来源

你可能会问，身体的燃料是什么？它不是煤和蒸汽，也不是电和天然气——身体的燃料当然是食物喽。食物能为我们提供能量，让我们跑步、跳跃、呼吸和阅读这本书。人的身体里有一整套消化系统，专门负责把食物转化为能量，还能把身体不需要的东西排出体外。

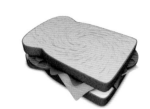

张大嘴巴

食物通过口腔进入身体，口腔是消化系统与外界连接的部位。现在，你要检查所有的牙齿是否完好无损，因为它们是咀嚼食物的重要工具。

当我们还是小孩子时，口腔中有20颗乳牙。但你会发现，这些牙齿会逐渐脱落。在你掉牙的阶段，一笑起来就很滑稽。怪不得在我们6~10岁拍的照片中总是有带着豁牙的笑容，真是太可爱了！幸好我们不会一直这样。乳牙会逐渐被恒牙

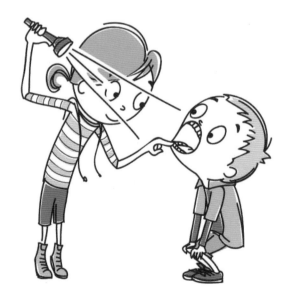

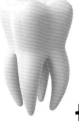

取代，变得大而有光泽，最终我们将拥有32颗牙齿。

切碎和咀嚼

照照镜子或用舌头舔一舔，你会发现有三种主要的牙齿。最前面中间的8颗铲形牙齿叫门牙，它们可以切碎食物。在它们两侧有4颗尖尖的牙齿，叫犬齿，可以撕扯食物。后面较平坦的方形牙齿是臼齿，负责咀嚼和研磨食物。

每颗牙齿都有一个很深的牙根，嵌在上下颌骨中，被牙龈保护着。牙齿表面覆盖着牙釉质，这是人的身体中最坚硬的物质。

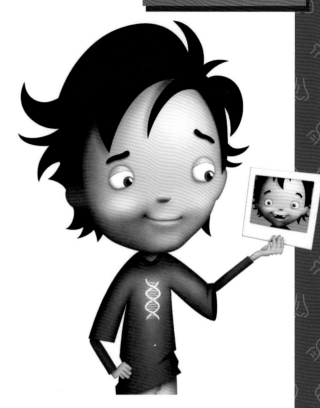

流口水

当你咀嚼食物时，口水——更准确的说法是唾液，能让食物变得湿润而柔软。唾液由舌头下面和口腔后部的唾液腺分泌。唾液中含有一种叫作唾液淀粉酶的化学物质，具有消毒杀菌和分解食物的作用。

一旦你看到食物或闻到饭菜的香味时，大脑就会发出指令，让腺体分泌更多的唾液来准备进食。换句话说，你的嘴里会开始流口水。但现在可不要流口水哦！

食团

当你的牙齿切碎和咀嚼食物时，舌头和面部肌肉会把湿漉漉的食物揉成一个软绵绵的球——食团。然后舌头把它卷到口腔后部，做好吞咽准备。

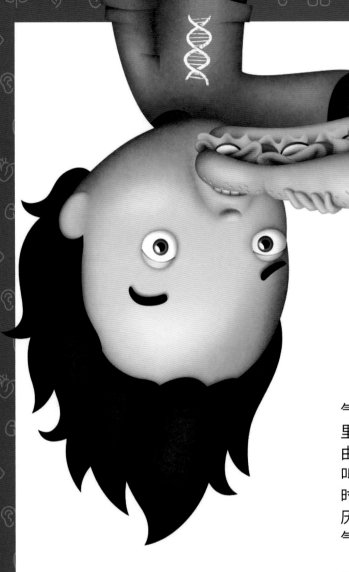

消化系统的肌肉非常强壮，你甚至可以倒立着吃东西——但绝对不建议你这样做。

气管后面，然后把它们一起放进胸腔里。接下来，你需要在气管上盖一个由肌肉和软骨组成的盖子，这个盖子叫"会厌"，这样你制造的身体在吃饭时就不会被呛到了。当你吞咽时，会厌能盖住气管的顶部，阻止食物进入气管，这是不是很酷？

别呛到

口腔后部的肌肉与一根长长的肌肉管相连，这根肌肉管就是食管。现在，请把食管放在

咽下去

食物进入食管后，并不会像孩子玩滑梯那样直接沿着食管滑下去。虽然重力确实起了作用，但咽喉部的肌肉也给食物提供了很大的推力，使其加速前进，同时食管周围的肌肉一个接一个地收紧，帮助食物沿着滑溜溜、黏液密布的隧道下降。

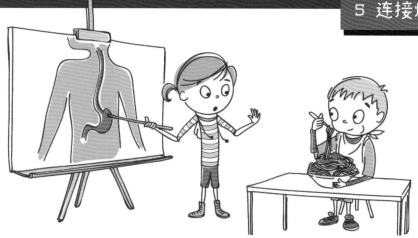

这种肌肉运动过程叫作蠕动，一直存在于消化系统中。消化系统的肌肉非常强壮，你甚至可以倒立着吞咽食物。不过，这种进食方式既不安全，也不优雅。

胃

消化食物

将食管的底部穿过膈肌上的孔，使之与胃相连。胃像一个肥大的香蕉，是身体中主要的食物处理器。看着空荡荡的胃，你一定想知道它是怎么容纳你吃掉的那些大餐的。原来，胃里面有褶皱，褶皱上层覆盖着有伸缩性的肌肉，使胃的容量能够扩张到比空腹时大24倍。

食管将食团送到胃里只需要几秒——大约是你读完这句话的时间。胃在释放酸性汁液的同时，通过强大的肌肉收缩，将食团捣碎。几小时后，食团就变成了一种叫作食糜的糊状物。

不，谢谢！

当然，胃偶尔也会在食物中检测到许多有害的细菌，它们存在于变质的食物中，胃会排斥这些细菌。此时，消化系统会进行反向蠕动，将食物送回食管，这样你就可以把它们吐出来了。真恶心！

强酸

胃酸浓度很高，足以去除墙上的油漆或溶解某些金属。幸运的是，胃里厚厚的黏液可以保护你的胃黏膜。

消化场所

　　将胃的下端与小肠的顶部相连。小肠是一根5米多长的管子，要折叠几十次才能放进胃的下方。安装时要小心，千万不要让小肠缠在一起！

　　在胃的上方放置一个大型器官——肝脏，并将它与小袋子状的胆囊相连。接下来把长长的、皱巴巴的胰腺插在胃的下面。然后把肝脏、胆囊和胰腺都连接到小肠的顶部，即十二指肠的位置，这里是一个消化过程密集发生的场所。

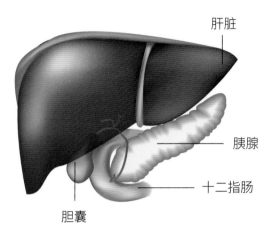

肝脏

胰腺

十二指肠

胆囊

能量传递

　　肝脏是身体内最大的器官，会分泌一种叫作胆汁的绿色液体。胆汁储存在胆囊中。当食物通过消化道时，胆汁流入十二指肠，它能分解脂肪并促进消化。胰腺也会分泌一种促进消化的液体。此外，胰腺还能分泌一种叫作胰岛素的重要激素来控制血糖水平。

　　食糜沿着小肠缓慢蠕动，经过大约6个小时，最终被分解成人体可以吸收的营养物质。这些营养物质穿过皱巴巴的小肠壁，最终进入血液中。

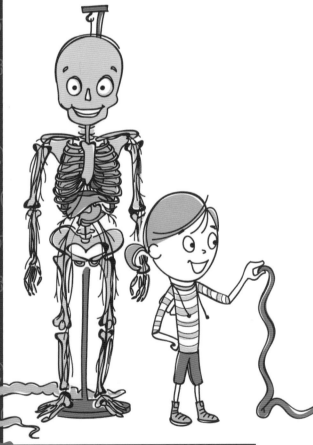

多重任务

神奇的肝脏能够处理大约500项任务，分泌胆汁只是任务之一。肝脏中充满血管，能够清除血液中的病菌，控制营养物质流向身体，调节激素，储存维生素和矿物质。所有这些任务都是同时进行的，肝脏每天都是如此。这真是令人惊叹！

吞咽和消化产生的气体会以屁的形式释放出来。大多数人每天排放约1升的气体，排气时甚至还会发出声音！对，就是放屁声。

出口

最后，肠道中的肌肉会将剩余的半固体废物——粑粑，更准确的说法是粪便——每天分几次推入肠道的末端，也就是直肠。在你下次上厕所之前，粪便会一直留在那里。

一路到底

将小肠的末端与大肠相连。大肠是一根较粗的管子，大约1.5米长。将它从腹腔后部的右侧向上伸，穿过小肠的顶部，然后从小肠左侧向下伸到骨盆底部。

在接下来的几个小时内，大肠会从剩余的食物残渣中吸收水分和盐分，并将它们转移到血液中。数以万亿计的益生菌会前来帮忙，它们的数量是你身体内细胞数量的十倍之多。

你确定这是小肠吗？

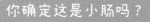

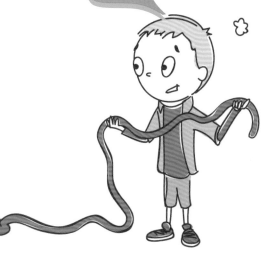

安装排水系统

流淌的水

　　当然，需要定期排出的不仅有固体废物，还有液体废物。水占身体重量的一半以上，是许多身体功能的重要组成部分。因此，在你制造的身体内会有很多流淌的水。所以，你最好安装一个像样的管道系统。

水做的身体

　　身体的细胞中充满了水。在那些携带营养物质的液体（包括我们的血液）中，水是主要成分。水还能滋润组织，润滑肌肉和关节，改善消化功能，排出毒素，帮助调节脂肪和控制体温。哇，真是太神奇了！

　　因此，你需要一套稳定的淡水供应系统，以保持身体处于最佳状态。一个成年人一天大约需要补充2.5升水。大量运动后，出汗较多，则需补充更多的水分。人体每日所需的约一半水分来自食物，另一半则要以液体的形式摄入，最好是喝白开水。

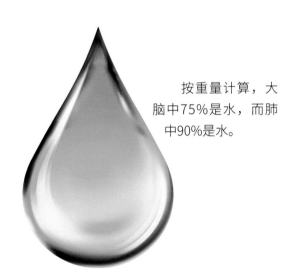

按重量计算，大脑中75%是水，而肺中90%是水。

排水良好

　　水通过消化系统进入身体，被血液吸收。身体内的废水连同有毒的废物一起，通过一系列的过滤器、水箱和管道蜿蜒流出，这就是泌尿系统。这个系统包括两个豆子形状、拳头大小的肾脏，它们是负责控制体内水量的器官，能清理血液中的废物。

将肾脏放在身体背部的肋骨与髋骨之间，在脊柱两侧各放一个，并把它们与主要血管相连。接下来，把两条长长的排水管（输尿管）的一端连接到肾脏上，另一端连接到骨盆底部的袋状膀胱上。

这是谁干的？

快喝水吧！

感到口渴了吗？这是大脑在告诉你需要补充更多的水分。如果你不做出反应，身体就会开始从细胞和肌肉中吸取水分，你就会感觉不舒服，这叫作脱水。如果你一点水也不喝，那么身体坚持不了几天。是时候喝口水了。

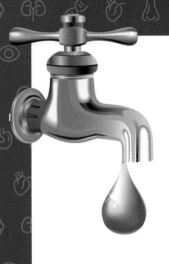

滤水器

血液沿着由细血管和肾小球组成的复杂网状结构，持续稳定地通过肾脏。肾小球是微小的过滤器，每个肾脏中有超过一百万个这样的过滤器！它能够过滤多余的水分和少量的废物。这些被过滤掉的物质结合形成一种淡黄色的液体，称为尿液。尿液缓慢地流入输尿管。

肾脏会根据身体摄入水分的多少来调节尿液的流量和浓度。如果你喝水不多，或者轻微脱水，尿液中的水分会减少，颜色将变成深黄。这是身体在提醒你体内缺水了，快把你的杯子装满水，喝光它！

快去排尿

输尿管中的肌肉反复收缩（就像食管中的肌肉一样），将尿液向下推入膀胱。膀胱就像一个有弹性的袋子，在排空尿液时，它像李子那么大；但在憋尿时，它可以膨胀到柚子那么大。

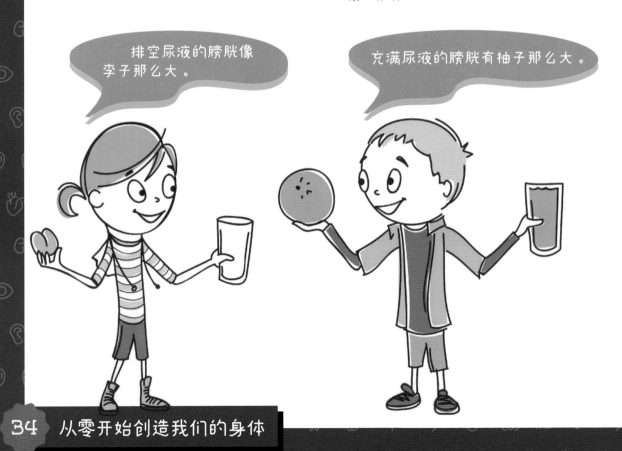

排空尿液的膀胱像李子那么大。

充满尿液的膀胱有柚子那么大。

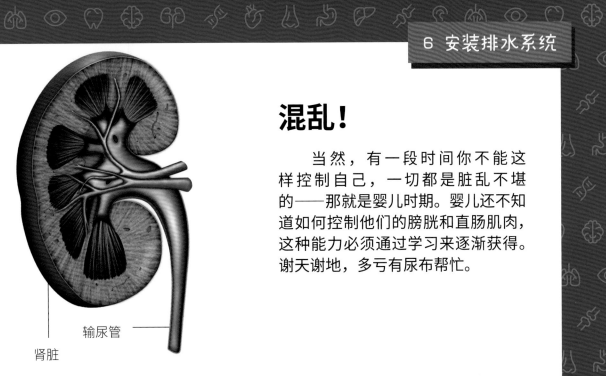

输尿管

肾脏

混乱！

当然，有一段时间你不能这样控制自己，一切都是脏乱不堪的——那就是婴儿时期。婴儿还不知道如何控制他们的膀胱和直肠肌肉，这种能力必须通过学习来逐渐获得。谢天谢地，多亏有尿布帮忙。

一旦膀胱里有半杯水左右的尿液时，拉伸感受器就会向大脑发出警报，提醒你要上厕所了。也许你会暂时忽略这些信号，但是一旦膀胱内的尿液达到一杯左右时，这些信号就会变得越来越强烈，直到你扭动身体，坐立难安，最后不得不奔向厕所了。

通过管道输出

膀胱底部连接着一条有开口的细管，这条细管叫作尿道，通向体外的出水口。通常情况下，开口处被一圈肌肉（即括约肌）紧紧地关闭着。但当你上厕所时，就可以放松这些肌肉，让废水流出去。啊哈，真舒服啊！

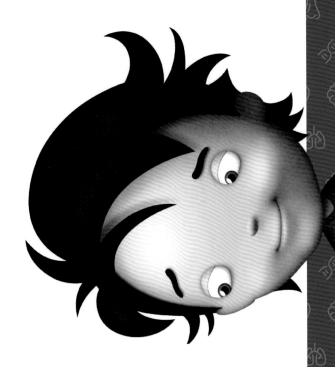

肾脏每天要过滤约150升的血液——相当于把体内全部血液处理30次！

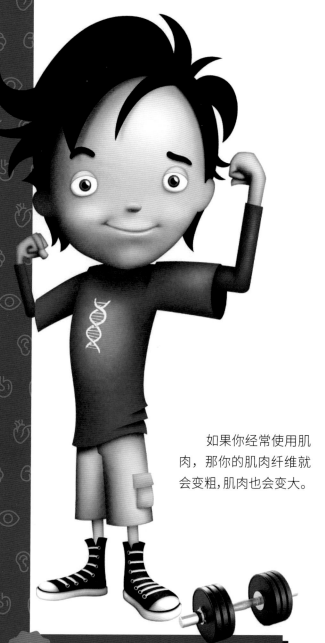

巩固和加强

肌肉力量

现在你已搭建完身体的主要部件，接下来要开始用肌肉来包裹身体了。这些肌肉能够支持骨骼，保护器官，还能让你制造的人体动起来！

由内到外

肌肉能够协助身体大多数器官发挥功能，比如，它能使心脏跳动、推动食物进入肠道等。心脏处的肌肉叫作心肌，其他内脏器官处的肌肉叫作平滑肌。肌肉的运动是由大脑控制的，你甚至不用刻意去控制它们。换句话说，它们会自动工作。

此外还有覆盖在你身体骨骼上的骨骼肌，它们在你弯腰、跳跃、侧空翻或站立时发挥作用。这类肌肉的运动是由你来决定和控制的。

绑住它们

从头顶到脚趾，骨骼肌覆盖了身体所有部位。人的身体大约有650块骨骼肌，把它们安装在一起是

如果你经常使用肌肉，那你的肌肉纤维就会变粗，肌肉也会变大。

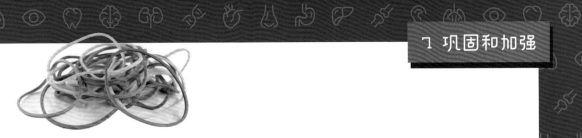

一项烦琐的工作。大多数骨骼肌从骨头的一端伸展到另一端，然后与另一块骨头相连。骨骼肌末端延伸出一个绳索状的结构，这是肌腱，用来连接肌肉和骨头。有的肌腱很长，例如，有5条长肌腱将手指和前臂的肌肉连接起来，还有另外5条长肌腱将脚趾和小腿的肌肉连接起来。

有些肌肉很大，例如支撑背部的肌肉，以及大腿前部的股四头肌。有些肌肉则很小，安装起来很复杂。是的，你猜对了，组装手和脚很麻烦！仅仅是连接手腕、手指和拇指的肌肉就有近40块。

动起来

当你要活动时，大脑会告诉相应的肌肉收缩或绷紧，这样就能拉动骨头朝一个方向运动。当肌肉放松时，骨头又会回到原位。

分工合作

肌肉通常是成对工作的。例如，为了将拳头弯向肩部，你必须收紧上臂前面的大肌肉，即肱二头肌，同时放松上臂后面的肌肉，即肱三头肌。如果想放下拳头，伸直手臂，你就要放松肱二头肌，同时收缩肱三头肌。试试让你制造的身体也这样做，熟能生巧！

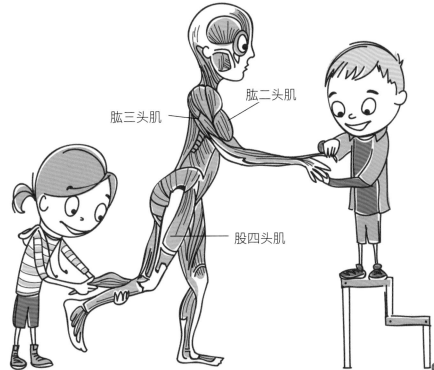

肱二头肌

肱三头肌

股四头肌

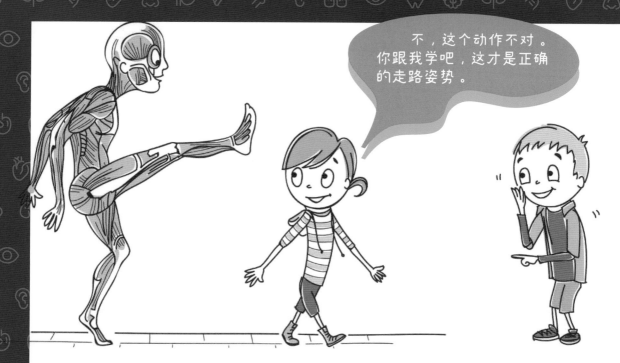

循序渐进

不过，大多数动作要比这复杂得多。就拿走路来说，它看起来很容易，是吗？只是一步一步地向前走？那是因为你已经进行了大量的练习。

实际上，走路需要用到大约200块肌肉，并涉及许多复杂的动作。首先，左侧臀部肌肉将腿拉离地面，向前摆动；右腿的肌肉则收紧，以支撑身体的全部重量。当左腿向前迈步时，左大腿肌肉帮助它伸直，小腿和脚部的肌肉将脚抬离地面。

然后，当左脚落地时，右小腿的肌肉

每天我们大概要走10000步。

和右大腿后面的腘绳肌提起右脚后跟，而脚掌处的肌肉将整个脚向上提起。

有待学习

天哪！如果每次迈步都要思考这些，你可能哪儿都去不了，甚至不想去任何地方。幸运的是，当你还是蹒跚学步的孩子时，就已经花了几个月的时间来掌握行走的技能了。虽然当时走得摇摇晃晃，还经常撞到东西，摔倒就会哭鼻子，但是现在你能不假思索地大步走起来。因此，你制造的人体仍然需要学习很多东西。

精细动作

与大多数身体动作一样，即使是最细微的动作也十分复杂。例如，脸上有30多块不同的肌肉，一个微笑的表情至少需要12块肌肉一起协同工作。来吧，笑一个！

有一些小肌肉必须非常勤快地工作。例如，有几块小肌肉上下拉动着你的眼皮，这个动作就是眨眼。眨眼使眼泪覆盖眼球，保持眼睛的湿润和清洁。我们每分钟大约要眨眼10次，或者说每天要眨眼14400次！事实上，在人的一生中，每个人平均眨眼约4亿次。啊！好在它们晚上能休息一下。

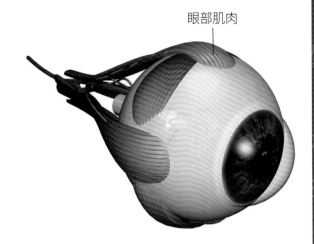

眼部肌肉

更加辛苦的是让你眼睛转动的6条带状肌肉。想一想，当你的眼睛跟着这些文字在书页上来回移动时，它们是多么忙碌啊！

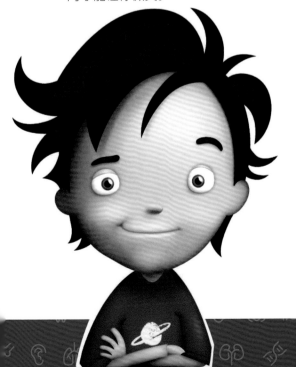

至少需要12块不同的面部肌肉才能让你微笑。

神经测试

有时，医生会让人们坐下，用锤子敲打他们膝盖以下的部位。这不是体罚，而是为了测试他们的神经和肌肉功能。对一个健康的人来说，这种击打会向脊髓发出收紧大腿肌肉的信号，导致小腿向上踢。如果膝跳反射没有发生，说明你的身体可能存在神经损伤。

选择外貌特征

包裹身体

现在，你制造的身体或许已经迫不及待想要出去活动了。但是在这之前，你需要用一层合适的皮肤将其包裹住，还要装上指甲和头发，做好进一步的保护。

皮肤是身体上最大的器官，并且它非常重。一套完整的成人皮肤重约5千克，所以你在搬运的时候要格外小心。除了嘴巴、眼睛等身体部位外，皮肤覆盖着身体的整个表面。

肤色

皮肤有多种颜色，具体是何种颜色取决于皮肤中黑色素的多少。黑色素能吸收太阳光中的有害射线。一般来说，生活在炎热地区的人皮肤中黑色素较多，因此他们的肤色相对深一些。

有时，较白的皮肤上会出现明显的斑点，称为雀斑。雀斑是因为黑色素堆积造成的。

暴晒！

暴露在阳光下，会增加皮肤中黑色素的含量，使皮肤颜色变黑。如果皮肤过多暴露在阳光下，还可能被晒伤——哎哟！甚至会对你的皮肤造成长期损伤。

你身上的死皮不断地脱落，每分钟都会脱落数以万计的皮屑。人一生中会脱落50千克的皮屑——相当于14岁孩子的平均体重！

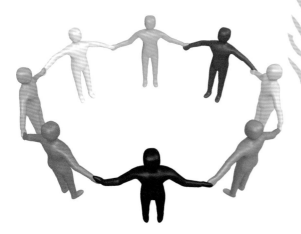

身体标记

现在，请把皮肤覆盖在肌肉上，将它抚平。如果在关节处有一些折痕和褶皱，请不要担心，因为每个人都是这样，即使是婴儿也不例外。

你可能会注意到，每个人的手指指腹上都有旋涡状的纹路，叫作指纹。它们可以帮你制造的人体抓住东西；还可以作为一种方便的身份识别手段，因为每个人的指纹都是不同的。

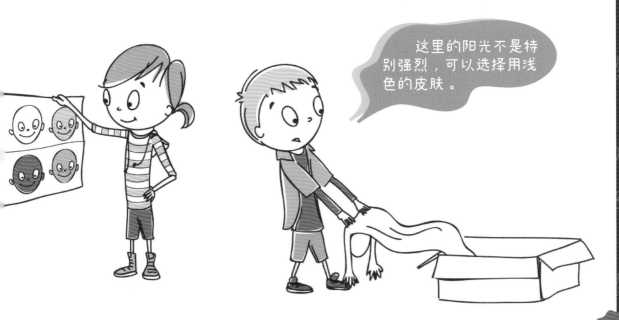

这里的阳光不是特别强烈，可以选择用浅色的皮肤。

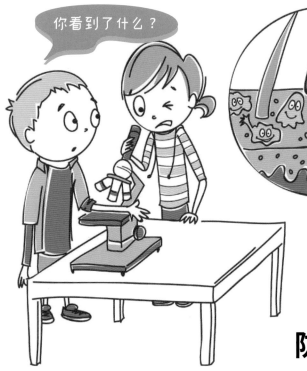

你的皮肤表面生活着难以计数的细菌。

非常坚韧

有些部位的皮肤很厚，对吗？特别是在手掌和脚底的位置。皮肤比你想象的要复杂得多。皮肤外层是薄薄的表皮层，这里是一座繁忙的工厂，不断地产生数以百万计的皮肤细胞。这些细胞在表皮层的底部形成，并逐渐向上推移。虽然它们到达皮肤表面时已经死亡，但是非常坚韧。

在表皮层的下面是一层较厚的真皮层，布满了成千上万的微小血管、神经、汗腺和毛发。真皮层的下面是一层软绵绵的脂肪。

防撞击保护

不管你的肤色是深还是浅，是晒黑了还是有雀斑，皮肤都可以很好地保护我们。它不仅防晒、防水，还可以清洗，而且特别坚韧、有弹性，能够抵御重击。你扭动它、拉扯它（但不要太用力），也不会对它造成持久的伤害。即使皮肤被划破，也能迅速愈合。

防尘罩

皮肤还能阻挡细菌，比如那些会对我们身体造成侵害或使我们生病的细菌。这并不是说皮肤是无菌

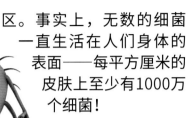

区。事实上，无数的细菌一直生活在人们身体的表面——每平方厘米的皮肤上至少有1000万个细菌！

不过不要惊慌，其中的大多数细菌都是友好的，能帮我们赶走其他危险的病菌。你从来不知道你有这么多朋友，对吧？

温度控制

皮肤除了能感知热和冷外，还能控制身体的温度。一旦你感觉到热了，皮肤的血管就会扩张，让热量散发出去，同时汗腺通过皮肤表层释放汗液——汗液中99%的成分是水，然后你就会感到凉爽。

当你感到寒冷时，身体会使肌肉运动起来，通过发抖来产生热量，同时，皮肤中的血管会通过收缩来留住热量，汗毛也会竖起来，形成我们常说的鸡皮疙瘩。好冷！

瘙痒和挠痒

皮肤很敏感，有丰富的感觉神经细胞，能感受到舒服的抚摸、有趣的挠痒、偶尔的瘙痒。当你觉得皮肤发痒时，最好的方法就是用指甲抓挠。当然，指甲不仅能用来挠痒，还能保护手指和脚趾的末端，并帮助我们拿起小物品。

在每个指甲的根部，都有一个叫作甲母质的区域，能够不断地产生新的细胞。和皮肤细胞一样，当这些指甲细胞见到阳光时，它们实际上已经死亡了，而且变得十分坚硬。指甲每年生长约4厘米，需要定期修剪。不过，你可不能用指甲挠人哦！

你经常用的那只手上的指甲长得更快，其中的中指指甲又是长得最快的。没有人知道这是为什么。

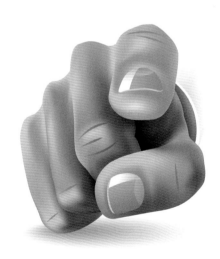

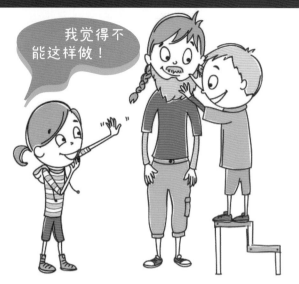

我觉得不能这样做！

头发啊头发

头发真是太神奇了。但是，除了让你看起来更漂亮外，它们还有什么作用呢？它们是由什么构成的？嗯，头发使头部免受太阳的过度暴晒，还能保存热量。因为头部是暴露最多也是最重要的部位。

与皮肤角质层和指甲一样，头发也是由死细胞形成的。头部皮肤上有一种狭窄的组织叫毛囊，毛发细胞就生长在毛囊的底部，并被新细胞向上推，形成长长的发丝。附着在毛囊上的腺体分泌的油脂或皮脂覆盖着毛发，让头发变得柔软又有韧性。

重要的特征

人的全身遍布着毛发，其中头部的毛发最浓密。头发有什么类型？是黑色的还是金色的？是浓密的卷发，还是细软的直发？是很酷的发型，还是有点怪怪的？不用担心，如果你不喜欢现在的发型，可以随时拿出剪刀、发胶和吹风机，重新设计新发型。你可以将头发剪短、烫卷、拉直，如果你喜欢，甚至可以为它染上颜色。

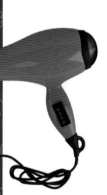

颜色与形状

你可以把头发染成绿色或紫色，但头发本来的颜色是由基因决定的。这些详细的指令储存在DNA中，同时它也决定了黑色素的数量，赋予了皮肤颜色。头发的浓密程度取决于毛囊

毛囊闭合

看看你的爸爸、叔叔或身边其他年长的人，他们的头发是否已经变得灰白、稀疏了，或者完全脱落了？人到了晚年，毛囊停止分泌黑色素，头发就会变成白色。尤其是男性，还容易脱发。他们脱发的程度，以及脱发的部位和时间，都取决于基因。

头发每月大约生长1厘米。我们每天掉大约100根头发。但幸运的是，我们有将近10万根头发。

的大小。毛囊越大，头发就越浓密。圆形的毛囊中长出直发，椭圆形的毛囊中长出波浪形的头发，而狭窄的毛囊中长出卷发。

有用的毛发

身体的其他部位也生长着毛发。鼻子里浓密的鼻毛是用来捕捉细菌和灰尘的；眼睑上的睫毛能防止灰尘进入眼睛；男人面部的毛发可以长成看起来很有趣的小胡子或络腮胡。

不管是男性还是女性，都有大量的毛发，但它们并不能起到保暖的作用。因此，在你制造的身体感到寒冷或者尴尬之前，该为他选择一套衣服了——当然，要选一些时尚的衣服来穿。

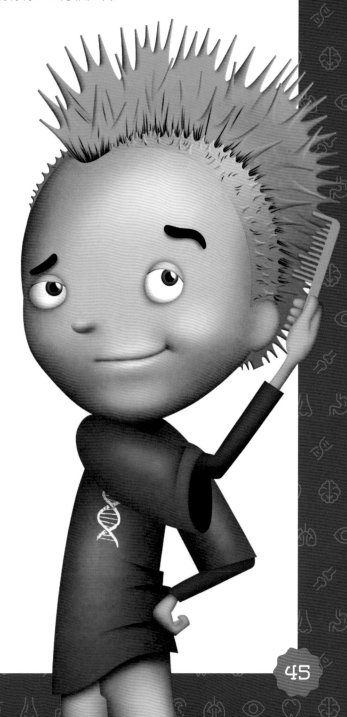

45

9

测试和训练

独一无二的人

　　制造身体的工作基本完成了。如果一切按计划进行，那么它的外观和动作都会和你很像。在你一点一滴的帮助下，要不了多久，它就能学会你所做的一切！

　　人类可以做到一些其他生物不能做的事情。检查你制造的身体是否掌握以下技能，比如可以用两条腿走路？这似乎很顺利。用拇指触摸同一只手的中指，没有问题吧？那么你已经成功造出了人的身体。虽然这看起来简单得有点可笑，但其他生物可能永远做不到这一点。

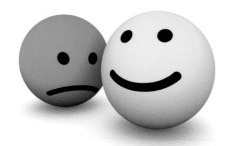

欢笑与泪水

　　你制造的身体能大声地笑吗？其他生物不能像我们这样笑。给你制造的身体讲一个笑话、跳一段有趣的舞蹈，或者试着给它挠痒痒。你听听它是大笑、咯咯笑，还是嘻嘻笑？难道它笑个不停？那真是太好了！

　　正如发出笑声一样，流下眼泪也是如此。虽然其他动物会哀嚎，能发出悲伤的声音，但它们并不会像人类那样哭泣。当我们感到非常悲伤或特别高兴时，我们眼睛里的腺体就会不断地分泌眼泪来保持眼睛的湿润，最终眼泪从眼眶溢出并顺着脸颊流下来。

怎么了？

除了笑和哭，人类还可以使用手势来表达情绪。例如，我们挥舞着拳头来表达愤怒，或者将双臂交叉抱在胸前来表达蔑视。

我们还能运用脸上的小肌肉做出各种表情。比如，扬起眉毛，表示惊讶；锁紧眉头，表示愤怒或担忧；皱起鼻子，表示厌恶；做斗鸡眼和伸出舌头，意味着你可能已经疯了。来吧，继续教你制造的身体做表情吧——这是一项十分有用的技能！

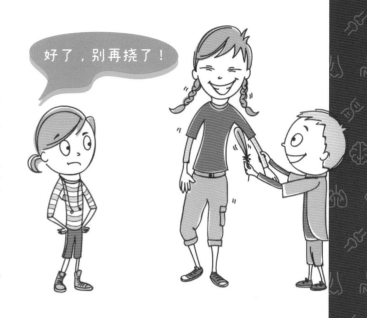

困惑与思索

渐渐地，你制造的身体也会独立思考问题了。它开始理解因果关系，还能找出问题发生的原因，然后记住一些事情。

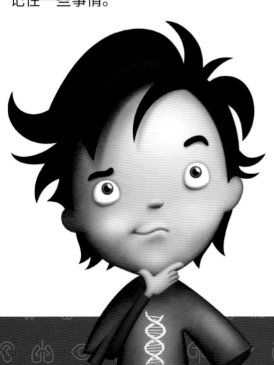

记忆是大脑的一项重要功能，它帮助我们了解世界并学会如何与世界互动。人类的大脑主要有两种记忆模式：短期记忆和长期记忆。

短期记忆是现在或未来我们需要处理事情的图像和信息。例如，大多数人很快就会忘记他们把书包放在哪里了。而长期记忆是在头脑中长时间保留下来的印象和事实，它们要么是我们反复经历的，要么是对我们特别重要的。就像你第一次坐过山车时的惊险经历一样——令人难忘！

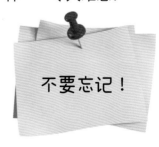

不要忘记！

发出声音

有了思维过程和记忆力，你制造的身体在棋盘游戏方面会更出色。这还将帮助它学习一系列其他的新技能。毫无疑问，说话就是其中之一，这是另一件只有人类才能做到的事情。

声带

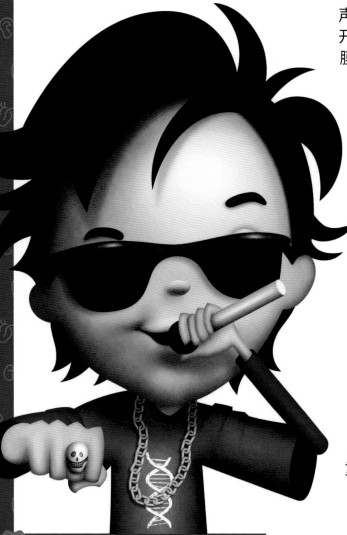

当你说话时，大脑指挥负责呼吸的肌肉，将空气从肺部推出，到达喉（咽和气管之间的一个管状软骨），此时会产生原始的声音。同时，大脑指挥其他肌肉打开和关闭声带（位于喉顶部的两片薄膜），从而改变声音的高低。现在就试试吧：先发一个高音，再发一个低音。

大声唱歌

与此同时，其他肌肉控制着你的嘴、唇和舌头，发出与文字相关的特定声音。这是一项棘手的工作。你曾经花了好几个月的时间才学会，所以对你制造的身体要有足够的耐心！在它学会这项技能之后，就可以开始唱歌了！

大脑通路

一旦大脑开始运转，你制造的人体就会开始学习很多技能。通过重复动作和多次思考，大脑神经的

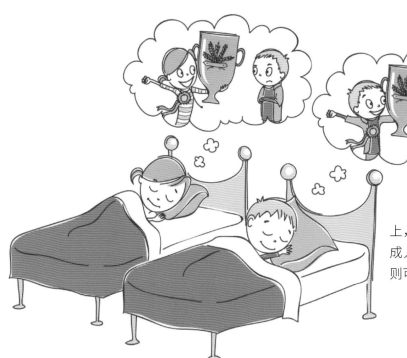

婴儿每天要睡18小时以上，儿童每天要睡10～11小时。成人通常每天睡8小时，老年人则可能每天只睡5小时或6小时。

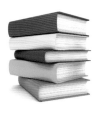

连接或通路得到强化，最终身体能够自如地做很多事情，比如阅读、演奏乐器、说另一种语言，或者在不被烧伤的情况下杂耍燃烧的火把。

补充能量

然而，像我们所有人一样，你制造的身体也需要按时睡觉。在我们的一生中，有三分之一的时间在睡觉。人类为什么每天要睡这么长时间？真是让人难以理解。不过，有一点可以明确的是：在一天的活动后，

我们可以让肌肉和大脑通过睡眠来补充能量、恢复活力。

即使在人们睡着时，大脑仍然是活跃的。在深度睡眠期间，大脑让人们保持呼吸，并且每隔一段时间就改变一下睡姿。但是在较浅的睡眠期，即快速眼动睡眠期，大脑会开始各种恶作剧，编造奇怪的梦，偶尔还是可怕的噩梦。人们认为，梦可能是大脑在整理和理解那些曾发生在自己身上的事情。但是，梦的真正意义是很难说得清的。自己想想看吧。

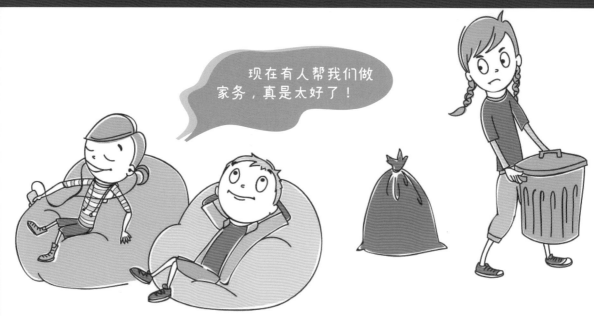

现在有人帮我们做家务，真是太好了！

自己的事情自己做

用不了多久，你制造的身体就能自主做很多事情：自己系鞋带，自己做作业，在乒乓球比赛中打败你，帮你扔垃圾。最后，它甚至可以用自己的方式结交其他朋友，这可能会让你有点难过。也许在某一天，它可能会决定制造一个属于它自己的人。

当然，在现实生活中，人的身体并不是一点一点地拼凑起来的。现实情况要神奇得多。

你的缩影

还记得那个创造了世间万物（也包括你）的单细胞吗（如果不记得，请快速回顾一下第3页）？它由两个"半细胞"结合而成，一个来自你的妈妈，另一个来自你的爸爸。在母亲体内，有一个孕育生命的器官，叫作子宫。子宫位于膀胱的上方，这个单细胞在子宫内不停地分裂，产生数百万个细胞。几周后，这些细胞形成组织和皮肤，然后发育成一个微小的人形，叫作胚胎——这就是一个小小的你！

胎儿在子宫内的超声图像

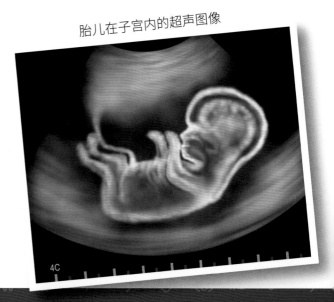

两个月后，你虽然只有核桃那么大，但已经拥有了人体所有的主要部位和器官，医生称这时的你为胎儿（尽管你的家人已经为你起了更可爱的名字）。在妈妈的保护和孕育下，你在接下来的七个月内迅速成长，后来伴随着鼓乐声和欢呼声——你出生了。这是一个重要的日子！

也会变得更聪明！在制造出一个人体之后，你已经对身体的运作和功能有了很好的了解。到目前为止，你至少知道——人的身体是一个奇迹，一个绝对的奇迹。人类是一种神奇的生物，充分利用它吧！

掌握诀窍

在刚出生的几个月里，你几乎什么都不会做。家人喂你吃东西，给你换衣服，帮你坐起来，教你走路和说话。这有点像你在制造人体时所做的。当你掌握了所有诀窍后，你就会蹒跚学步、咿呀学语了。过了一阵子，家人们甚至能听懂你在说什么。

要学习的还很多

后来，你学会了玩游戏、做手工、写字和阅读。现在，你正在用这些技能来阅读这本书，学着制造一个人体，并了解我们的身体。

就像你制造的身体一样，你仍然需要学习很多知识。你的身体会继续变化：你会逐渐长大、变老，当然

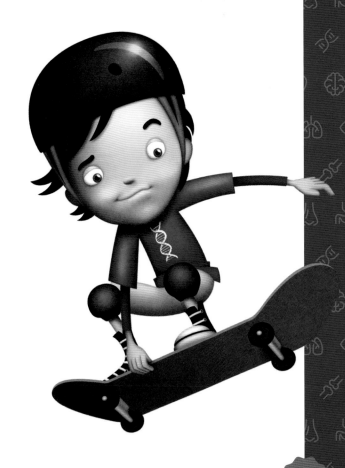

人体保养

温馨提示

最终，你制造的身体会像你一样，把自己照顾得很好。为了能够让它正常运转，你还需要为它提供健康的食物、充足的休息、适当的运动和定期的维护。

如果想让身体达到最佳状态，人体还需要补充富含营养物质、维生素和矿物质的食物，如新鲜水果和蔬菜；含糖食物和高脂肪食物要适量；此外还要经常补充水分。

维护和清洁

要确保身体有充足的睡眠，否则大脑和身体系统的工作效率就会降低，记忆力会衰退，错误和事故会接踵而至，还可能出现乱发脾气的可怕现象。

每天都要清洗身体，以预防有害细菌的传播。每天刷牙两次，以防止蛀牙。日常锻炼也是必不可少的，它能让身体各器官稳定地运行，还能防止脂肪的堆积。因此，不要整天坐着，跑步、跳舞、攀登、骑自行车、在蹦床上蹦蹦跳跳，这些活动都是不错的选择。除此之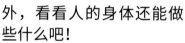外，看看人的身体还能做些什么吧！

排除故障

无论如何预防、保护和护理，身体偶尔还是会出错，发生意外。每个人都会受伤，但幸运的是,身体可以处理大多数的轻微擦伤。

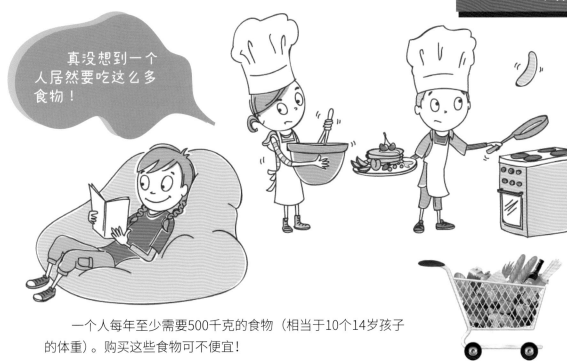

真没想到一个人居然要吃这么多食物！

一个人每年至少需要500千克的食物（相当于10个14岁孩子的体重）。购买这些食物可不便宜！

如果身体受到严重的撞击，可能会造成皮下出血，形成瘀伤，让人感到疼痛。但身体很快就会自愈，有时甚至无须任何治疗。擦伤和小伤口也会很快愈合，因为血小板能够促进血液凝固，快速结痂，然后长出新的皮肤。

尽管白细胞一直对细菌和病毒保持警惕，但疾病仍然时不时地光顾我们的身体。还好，只要保证充足的休息和水分，身体就完全可以自行处理一些常见的感染，如肠胃不适和感冒等。

预防措施

在身体保养的早期阶段，建议你进行一次全身体检，确保身体机能运转正常。你应该接种疫苗，保护身体免受一些严重疾病的侵害；还应该定期看牙医，检查牙齿是否正常生长，提前解决牙齿问题。

病毒是很小的微生物，能够侵入细胞，并利用细胞进行繁殖。它们会破坏细胞并引发疾病。

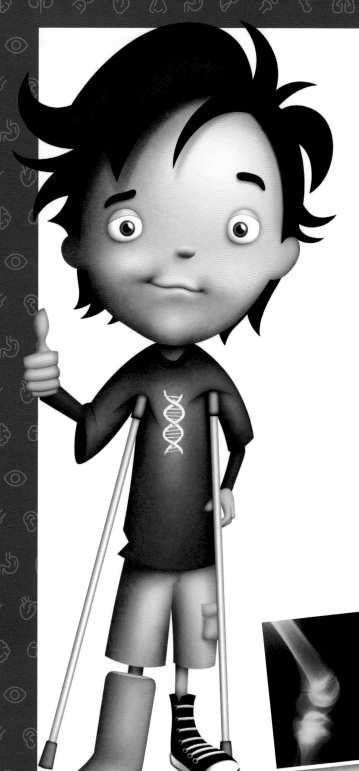

重要的维修工作

　　如果身体出现了更严重的问题，请联系医生进行治疗和康复。幸运的是，科学家们已经研究出了很多种药物来对抗疾病，包括抗生素。这些药物可以消灭一些致命的危险细菌。

　　如果医生不确定你的身体到底出了什么问题，他会进行检查。比如：通过抽血化验，检查血液样本，看看存在哪些细菌或病毒；使用X光透过肌肉来拍摄骨骼和器官；还可以使用其他成像检查系统（如超声波和核磁共振等）把我们身体内部结构更详细地呈现出来；甚至可以使用微型摄像机进入食管或肠道内拍照。医生可以通过检查结果诊断身体病因，解决身体出现的大多数问题。

突发事件

　　有时候，你制造的身体需要更紧急的治疗或更重大的维修。例如，一个长而深的伤口需要缝合才会愈合。再如，断裂的骨头通常需要用石膏固定，尽管超级高效的身体能完成剩下的工作：首先，血液涌向伤口，接着在那里长出软骨，大约六周后，新的骨头就会长出来了。太神奇了！

在某些情况下，医生可能需要打开病人的身体，才能解决一些问题。幸运的是，神奇的麻醉技术能让病人在整个手术过程中没有任何感觉，甚至可以安然入睡。

备用零件

如果身体的某个部位已经不能修复，那也不要害怕，现在，身体的许多零部件都是可以更换的。比如，将吱吱作响的髋关节和膝关节换成闪亮的金属关节或塑料关节；用假肢代替受损的胳膊和腿；包括肝脏、肾脏，甚至心脏在内的许多主要器官，都可以进行器官移植。

终身保修

如果严格遵守上述使用说明，你的身体能够为你提供几十年的乐趣。谁知道你的身体会做出什么令人惊叹的事情呢？

当然，身体的一些部位最终会磨损，直到完全停止运作。但是，如果好好喂养、清洗、保养、爱护它——它将为你持续工作一生。

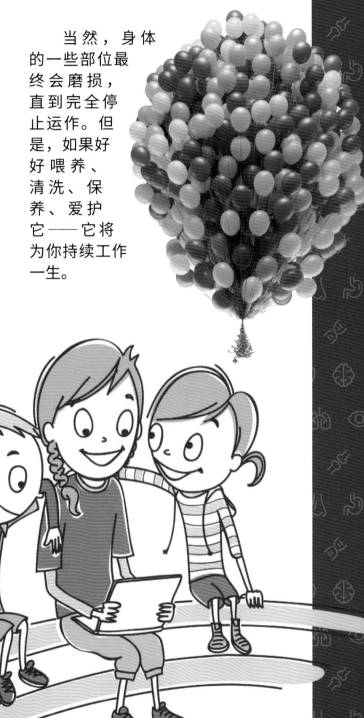

令人惊叹的事实

以下所有数值都是平均数。

标准体型
成人平均身高：175厘米
成人平均体重：72千克

细胞
人体内的细胞总数：75万亿个
每天产生的新细胞数量：3000亿个
每个细胞中的染色体数量：46条

骨架
骨骼的数量：206块
关节的数量：约400个
手和脚的骨骼数量：106块
头部的骨骼数量：28块

控制中心
主要神经的长度：70千米
神经向大脑传递信息的速度：高达360千米/小时
每只眼睛的光传感器数量：1.25亿个
人类能分辨的气味总数：1万种
舌头上的味蕾数量：1万个

血液供应
所有血管的长度：10万千米
毛细血管的数量：3亿条
一个红细胞的寿命：4个月
血细胞在体内循环一圈的时间：60秒
每升血液中的红细胞数量：4万亿个
儿童血量：4升
成人血量：6升

动力系统
每天呼吸次数：2.3万次
成人每天心跳次数：10万次
儿童每天心跳次数：13万次
肺部气管的长度：2400千米

肺部气管的表面积：70平方米
打喷嚏的速度：60~100千米/小时（最快纪录达167千米/小时）

燃料系统
消化系统的长度：9米
小肠的长度：5~6米
每天分泌唾液量：1升
消化一顿饭所需时间：1~3天

管道系统
身体含水量（按重量计算）：50%~60%
大脑中的含水量（按重量计算）：75%
肺部含水量（按重量计算）：90%
每天由肾脏过滤的血液量：150升
输尿管的长度：30厘米

肌肉
骨骼肌数量：约650块
手部肌肉数量：40块
舌头肌肉数量：16块
走一步要用到的肌肉数量：约200块
每天眨眼的次数：1.44万次
一生眨眼的次数：4亿次
每晚改变睡姿的次数：45次

皮肤和头发
皮肤的重量：5千克
皮肤覆盖的面积：1.6~2平方米
一生中脱落的皮屑量：50千克
头发数量：10万根
一根毛发的寿命：3~7年
每天脱落的毛发数量：60~100根

保养
每年需要的水量：至少900升
每年需要的食物量：500千克